国家预警信息发布中心 编著
National Early Warning Center

《公民应急防御指南》系列丛书

警警历险记⑤
流感风波

U0321208

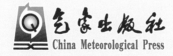

气象出版社
China Meteorological Press

图书在版编目（CIP）数据

警警历险记 . 流感风波 / 国家预警信息发布中心编
著 . — 北京：气象出版社，2019.4（2019.12 重印）
（公民应急防御指南）

ISBN 978-7-5029-6949-3

Ⅰ.①警⋯　Ⅱ.①国⋯　Ⅲ.①灾害防治—指南 ②流行
性感冒—防治—指南　Ⅳ.① X4-62 ② R511.7-62

中国版本图书馆 CIP 数据核字（2019）第 054686 号

警警历险记——流感风波
Jingjing Lixian Ji —— Liugan Fengbo

国家预警信息发布中心　编著

出版发行：气象出版社

地　　址：北京市海淀区中关村南大街 46 号　　　　邮　　编：100081

电　　话：010-68407112（总编室）　　010-68408042（发行部）

网　　址：http://www.qxcbs.com　　　　E-m a i l：qxcbs@cma.gov.cn

责任编辑：殷　淼 邵　华　　　　　　　　终　　审：张　斌

责任校对：王丽梅　　　　　　　　　　　　责任技编：赵相宁

封面设计：楠竹文化

印　　刷：北京地大彩印有限公司

开　　本：889mm×1194mm　1/20　　　　　印　　张：1.6

字　　数：5 千字

版　　次：2019 年 4 月第 1 版　　　　　　印　　次：2019 年 12 月第 2 次印刷

定　　价：10.00 元

编 委 会

前言

在我国经济社会快速发展和全球气候变暖的背景下，各类灾害性突发事件的风险增大，影响和损失也日益加重。习近平总书记在唐山考察讲话中提出："坚持以防为主、防抗救相结合，坚持常态减灾和非常态救灾相统一，努力实现从注重灾后救助向注重灾前预防转变，从应对单一灾种向综合减灾转变，从减少灾害损失向减轻灾害风险转变，全面提升全社会抵御自然灾害的综合防范能力。"

公众是应对突发事件的行为主体，是防灾、减灾、救灾能力建设的基础。其中，青少年是未来的希望，特别是在自然灾害多发的山区，留守儿童数量庞大，是灾害发生时的自救主体，如果能在灾害面前组织自救、互救，可以在很大程度上减少人员伤亡。

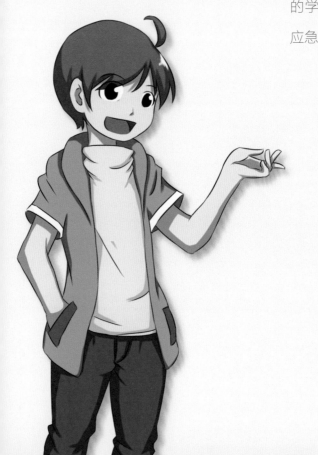

　　为此，国家预警信息发布中心联合相关部门，组织各方面专家共同编制了这套《公民应急防御指南》系列丛书，针对自然灾害、事故灾难、公共卫生事件、社会安全事件这四大类突发事件的应对和防御进行专业、系统、深入浅出的科普。全书立足学术界认可的观点，对实践具有权威的指导作用；同时以漫画为主要表现形式，用生动的故事引发青少年的学习兴趣，传播科学防灾减灾知识。本书可供中小学作为应急防御宣传教育科普读物使用。

绪言

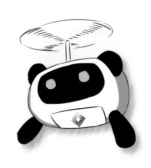

　　各位青少年朋友们大家好！我是小铃铛，是男孩警警的电子宠物。别看我长得小，我可是很智能的哦！特别是对防灾减灾知识无所不知，大家都叫我小铃铛博士呢。

　　流行性感冒（简称流感）是由流感病毒引起的急性呼吸道感染，在日常生活中较为常见，具有传染性强、传播速度快的特点。在本书中，你会了解到很多与流感有关的预防知识，我还会变换不同的场景，让你身临其境地体会各种应对要点。希望读过本书后，你能在流感真正来袭的时候对其有效预防、正确应对。

　　你是不是已经迫不及待想尽快了解和掌握这些知识了呢？那我们就赶快开始阅读吧！小铃铛还希望你能把学到的知识传播给身边的人。

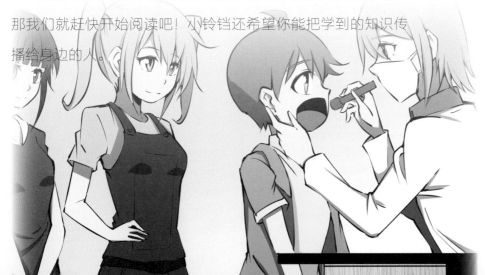

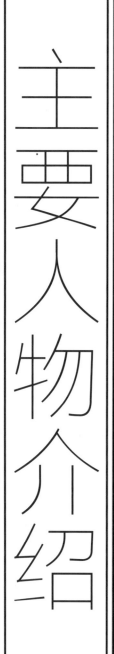

主要人物介绍

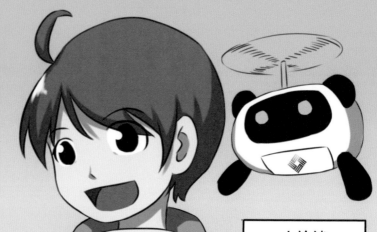

警警

红星小学5年2班的一名学生。聪明机智，乐于助人，积极向上，运动神经发达。爱冒险，经常带领大家一起游玩，善于从现实生活中获取知识。

小铃铛

警警的宠物机器人，是灾害防御小能手，对突发事件有预警功能，无所不知，形态百变，是大家的好伙伴、守护者。

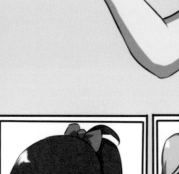

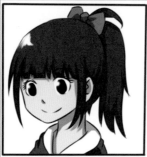

红红

红星小学5年2班班长。成绩优异，乐于助人。对不好的人和事敢于批评。漂亮又爱干净，是班上的班花。

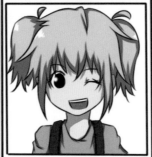

橙橙

红星小学5年2班体育委员。学习成绩一般，体育技能过人。性格大大咧咧，爱和男孩子玩。

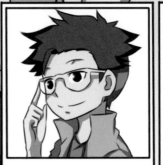

蓝蓝

红星小学5年2班学习委员。头脑聪明，知识面广，被称为"班级小百科"。但胆子比较小，所以常被橙橙整蛊。

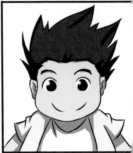

黄黄

红星小学5年2班的"大食袋"，爱吃、能吃，缺点是怕饿，优点是为了吃可以激发出无穷潜力。热衷电子游戏。

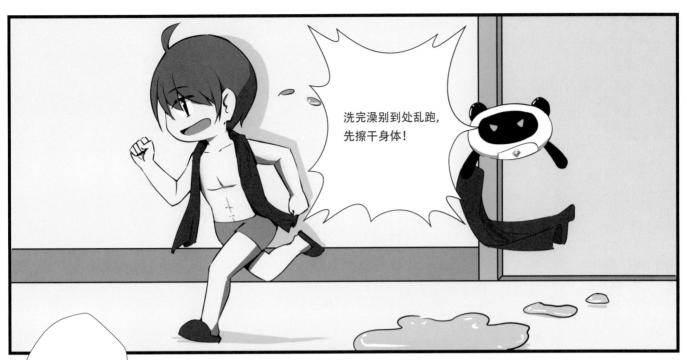

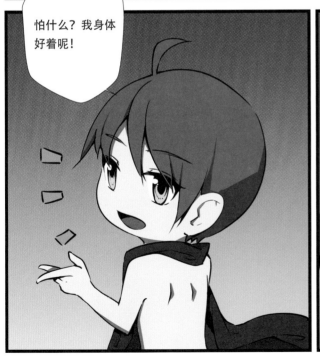

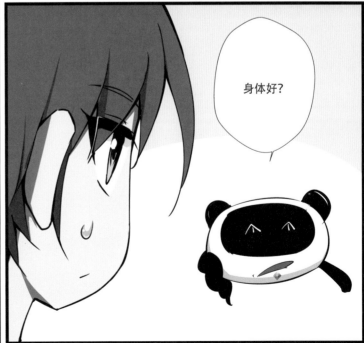

1

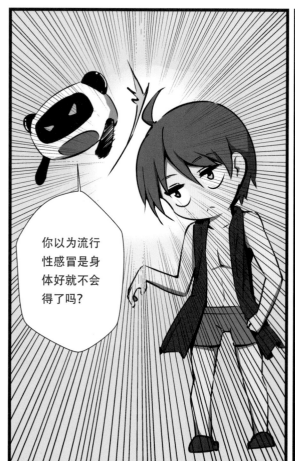

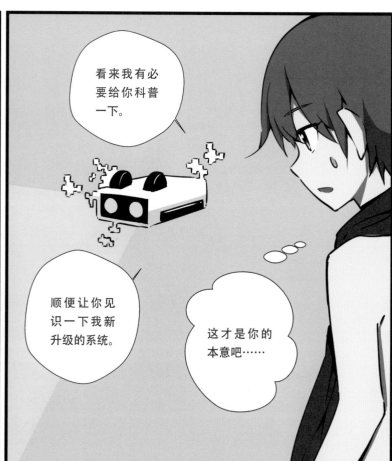

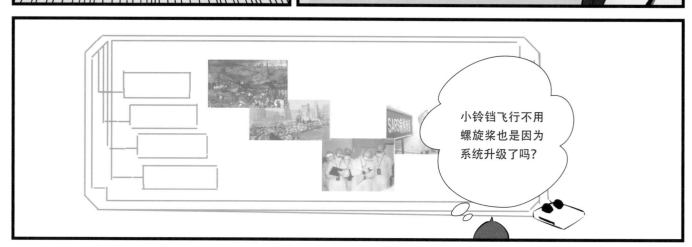

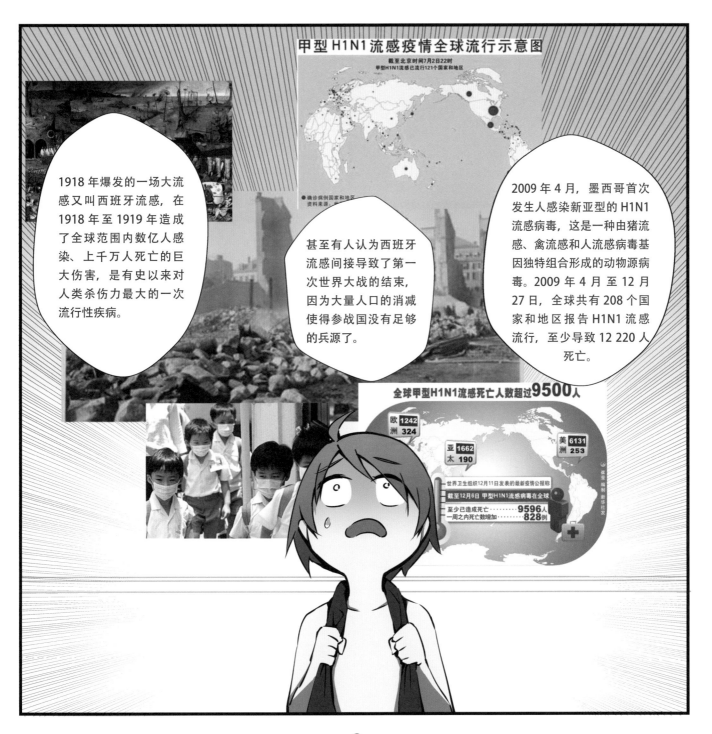

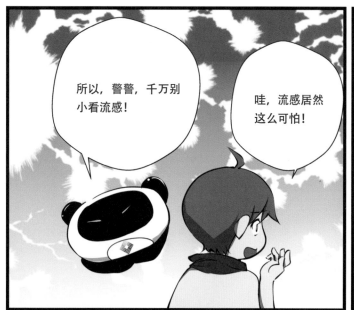

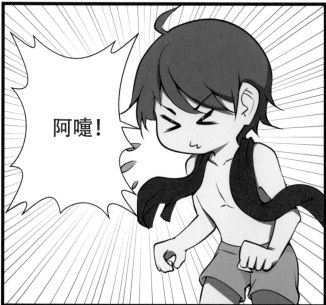

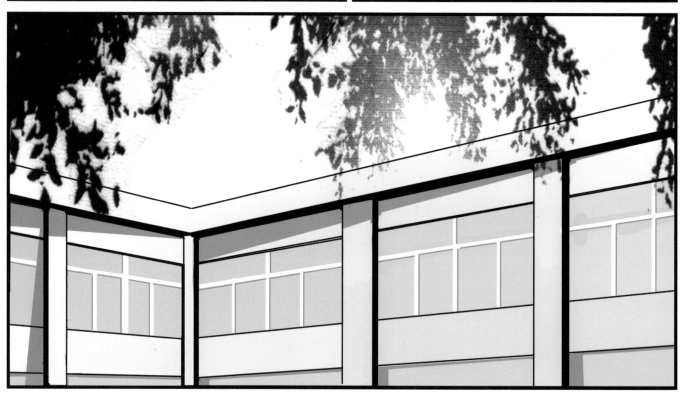

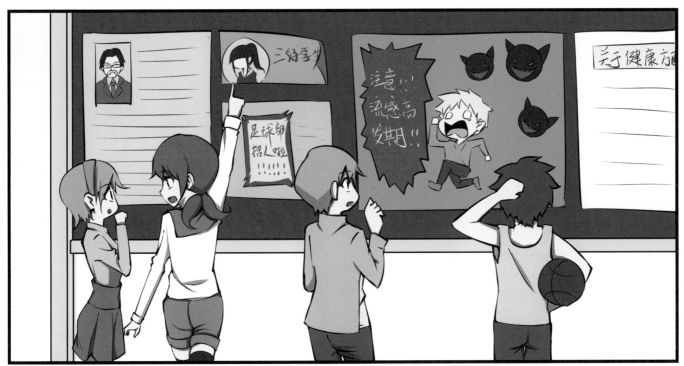

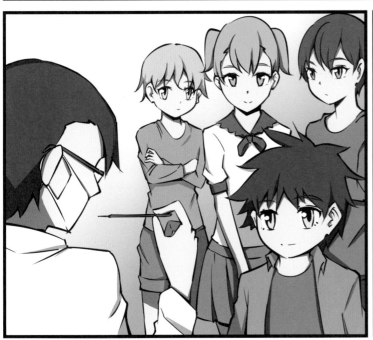

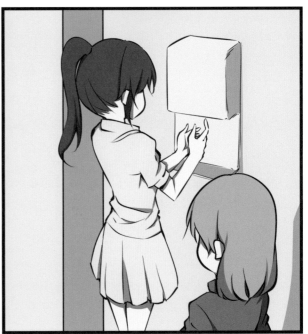

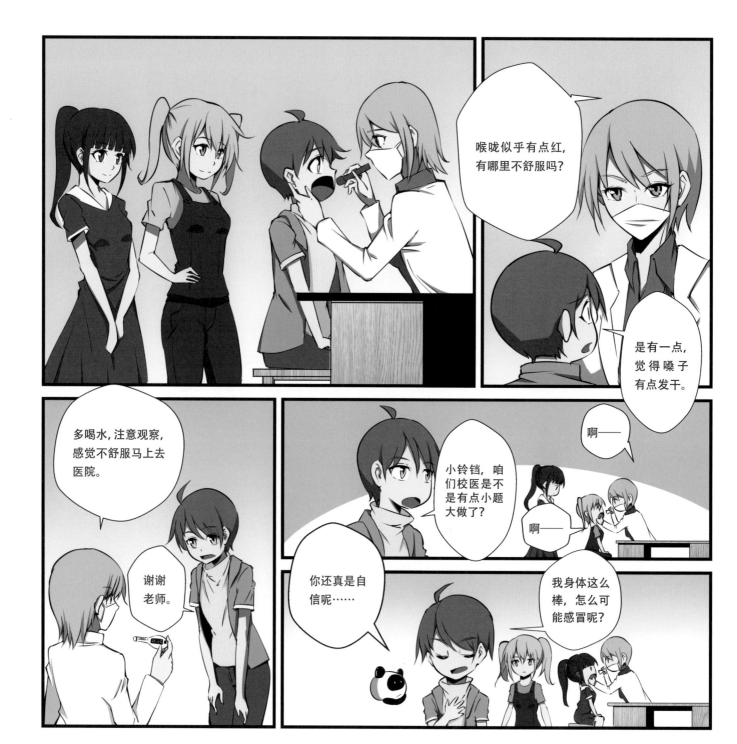

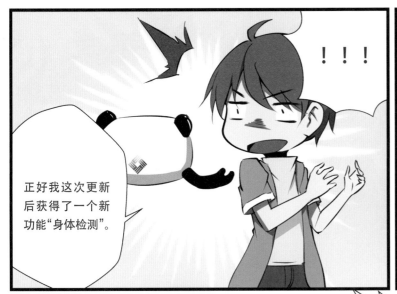

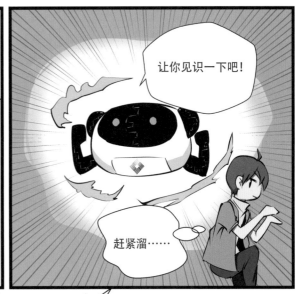

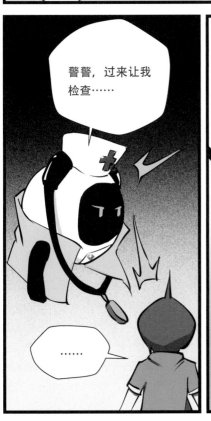

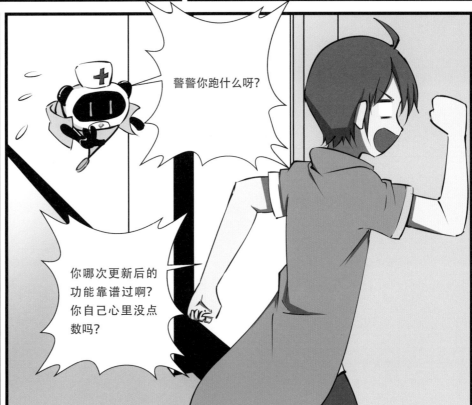

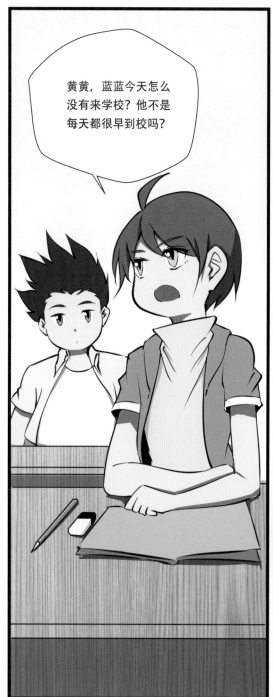

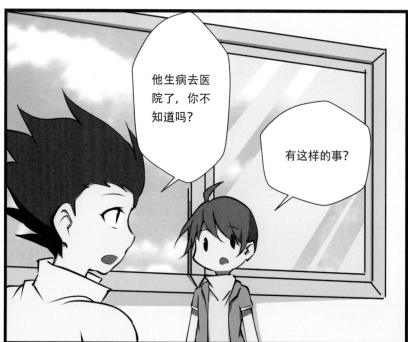

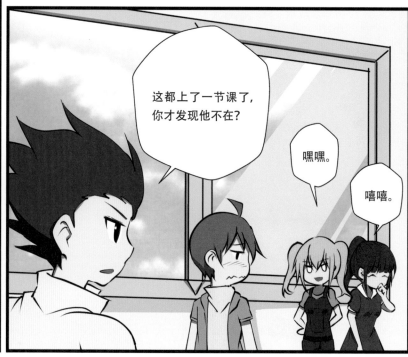

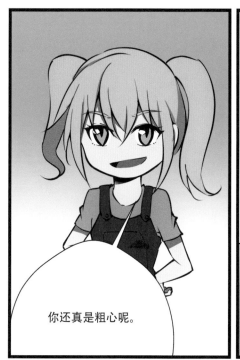

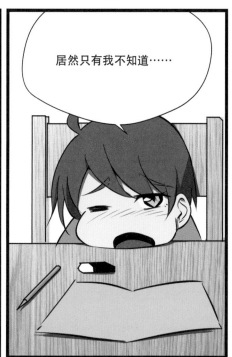

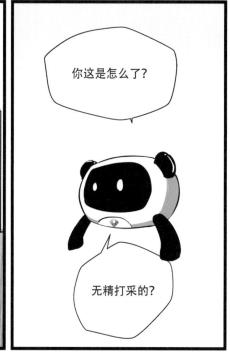

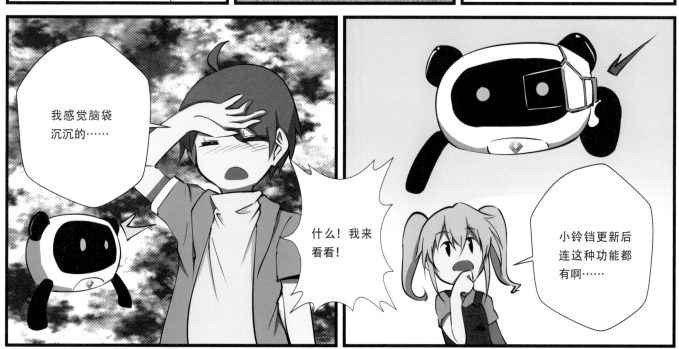

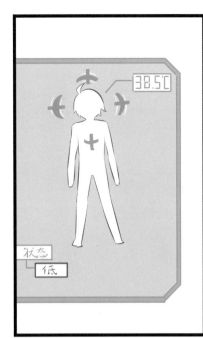

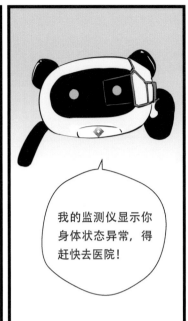

我的监测仪显示你身体状态异常，得赶快去医院！

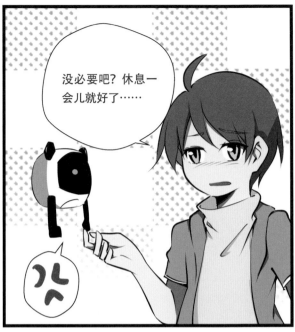

没必要吧？休息一会儿就好了……

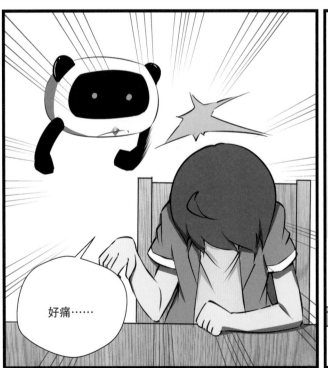

好痛……

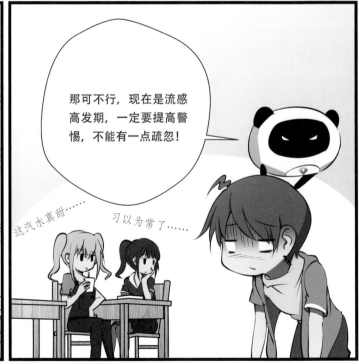

那可不行，现在是流感高发期，一定要提高警惕，不能有一点疏忽！

这汽水真甜……

习以为常了……

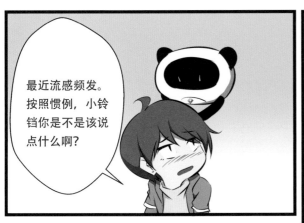

最近流感频发。按照惯例，小铃铛你是不是该说点什么啊？

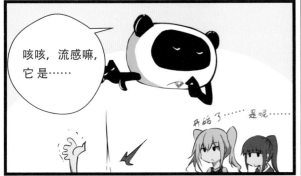

咳咳，流感嘛，它是……

开始了…… 是呢……

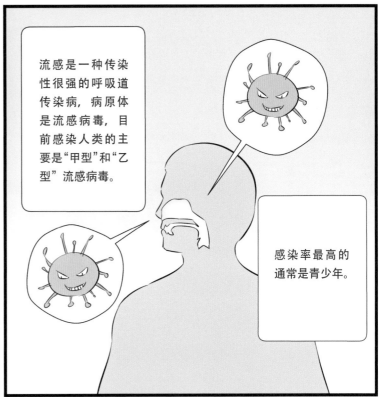

流感是一种传染性很强的呼吸道传染病，病原体是流感病毒，目前感染人类的主要是"甲型"和"乙型"流感病毒。

感染率最高的通常是青少年。

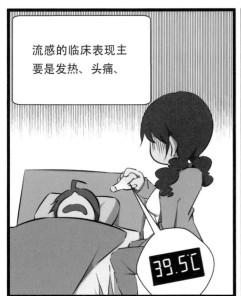

流感的临床表现主要是发热、头痛、

39.5℃

肌痛、乏力、鼻塞、

扶我起来我还能……

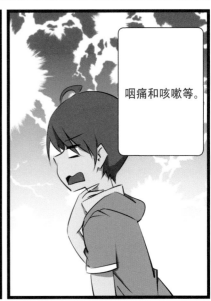

咽痛和咳嗽等。

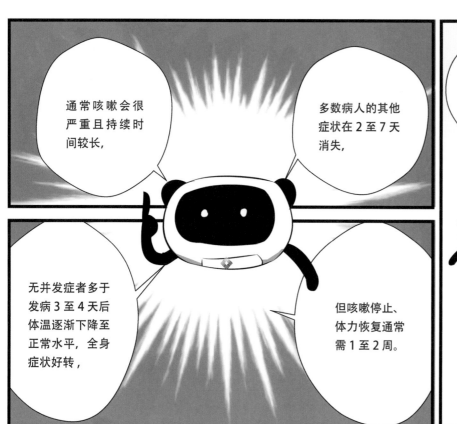

通常咳嗽会很严重且持续时间较长，

多数病人的其他症状在 2 至 7 天消失，

无并发症者多于发病 3 至 4 天后体温逐渐下降至正常水平，全身症状好转，

但咳嗽停止、体力恢复通常需 1 至 2 周。

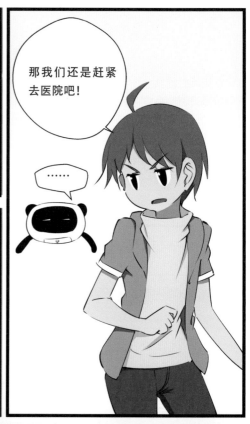

那我们还是赶紧去医院吧！

……

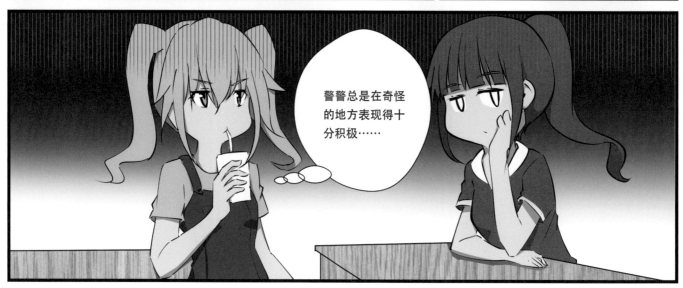

警警总是在奇怪的地方表现得十分积极……

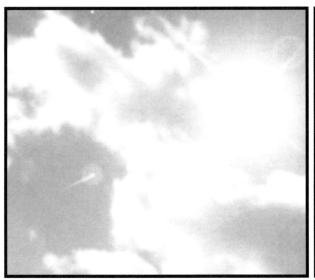

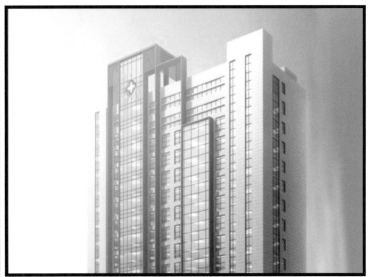

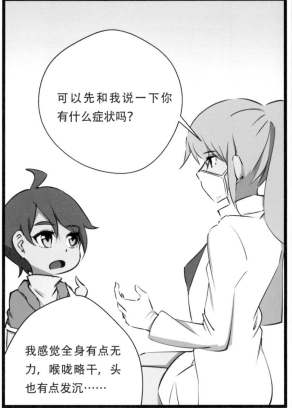

可以先和我说一下你有什么症状吗？

我感觉全身有点无力，喉咙略干，头也有点发沉……

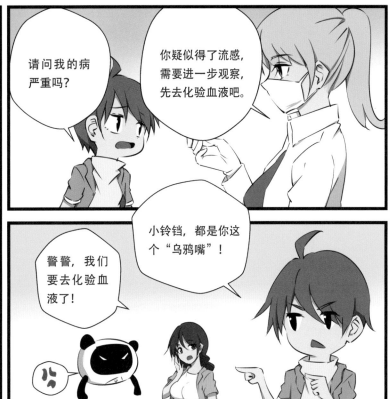

请问我的病严重吗？

你疑似得了流感，需要进一步观察，先去化验血液吧。

小铃铛，都是你这个"乌鸦嘴"！

警警，我们要去化验血液了！

13

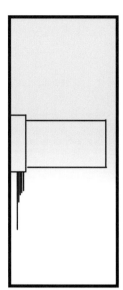
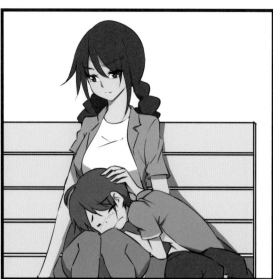
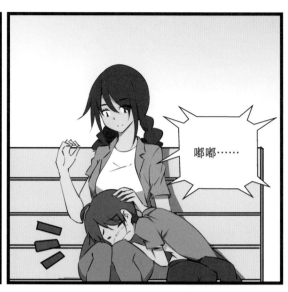
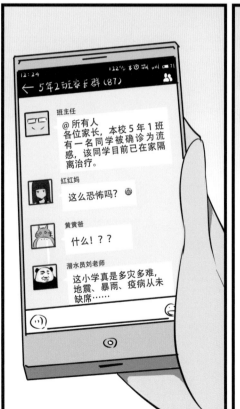
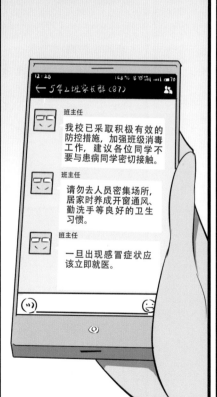
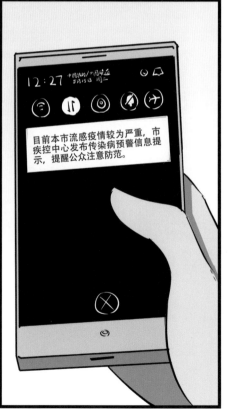

14

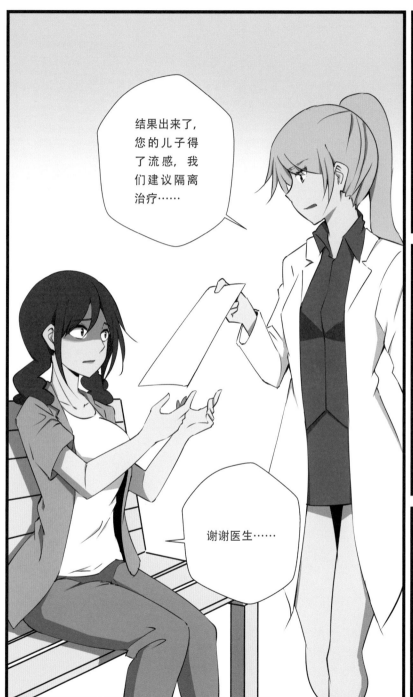

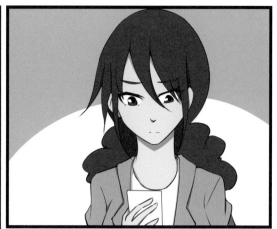

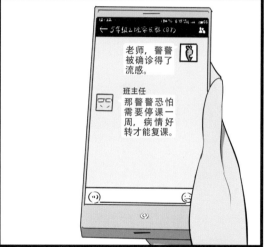

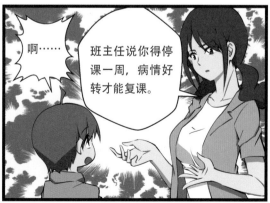

15

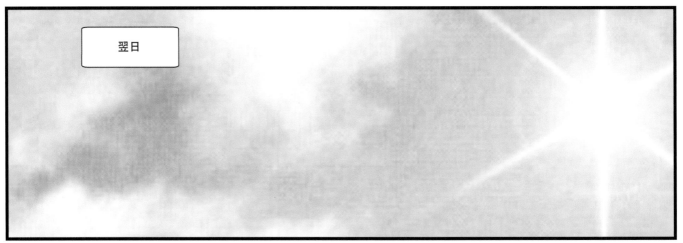

翌日

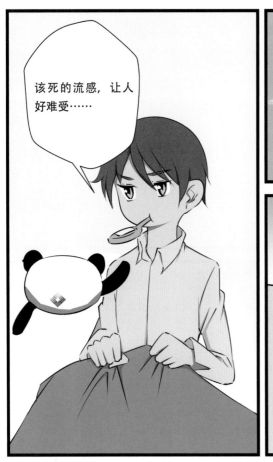

该死的流感，让人好难受……

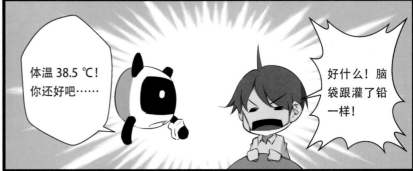

体温 38.5 ℃！你还好吧……

好什么！脑袋跟灌了铅一样！

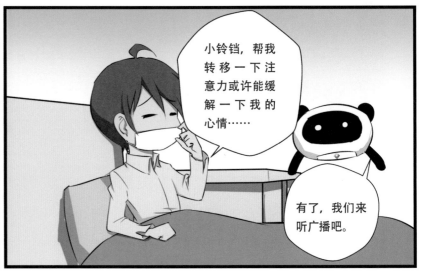

小铃铛，帮我转移一下注意力或许能缓解一下我的心情……

有了，我们来听广播吧。

16

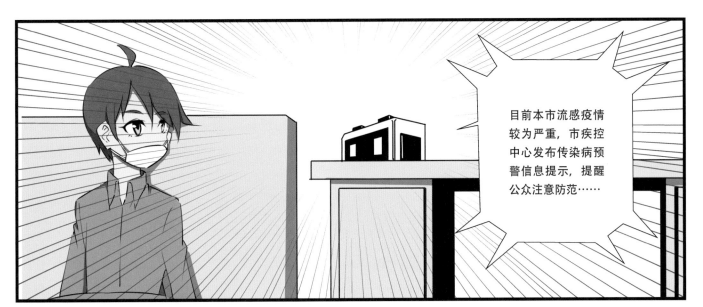

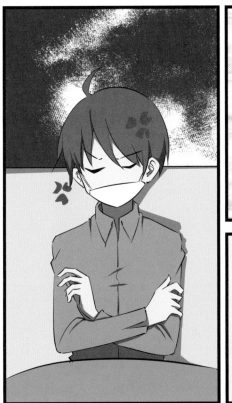

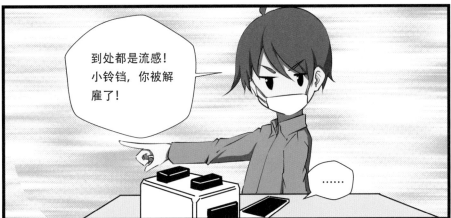

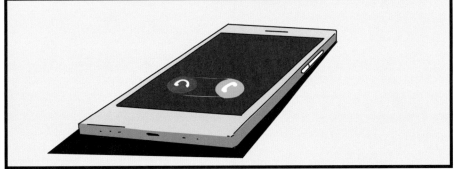

17

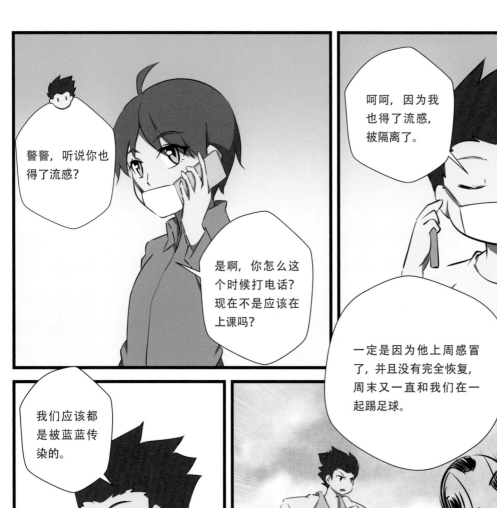

警警，听说你也得了流感？

是啊，你怎么这个时候打电话？现在不是应该在上课吗？

呵呵，因为我也得了流感，被隔离了。

原来是这样，到底是怎么回事啊？这次的流感竟然这么严重！

我们应该都是被蓝蓝传染的。

啊？

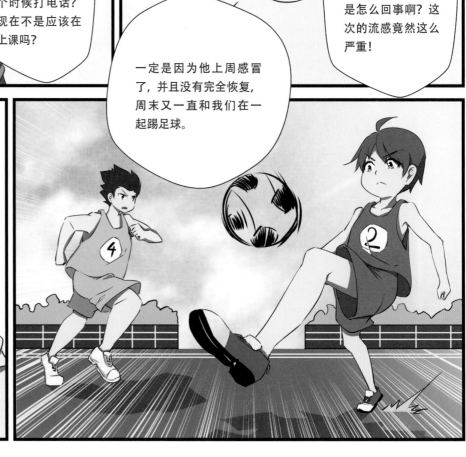

一定是因为他上周感冒了，并且没有完全恢复，周末又一直和我们在一起踢足球。

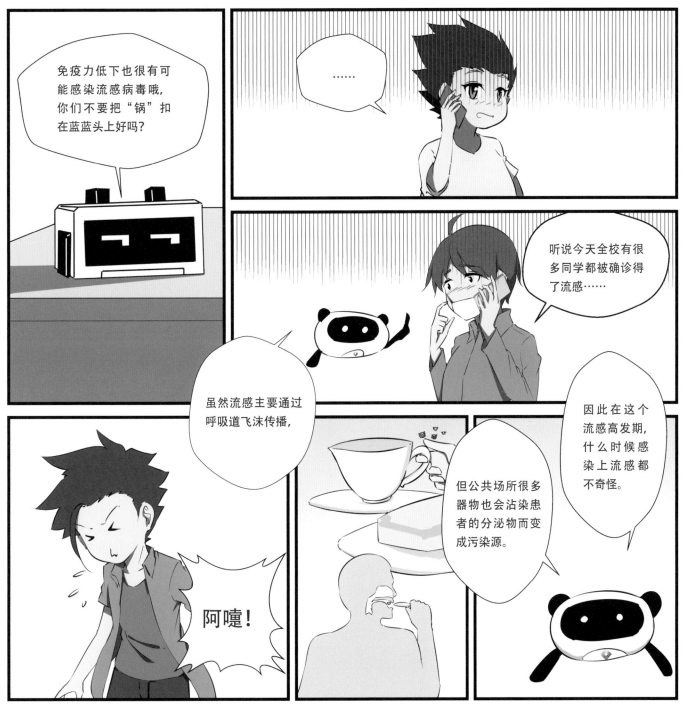

19

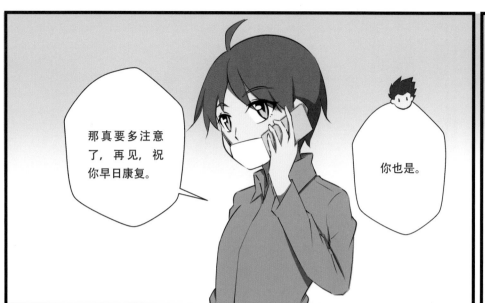

那真要多注意了，再见，祝你早日康复。

你也是。

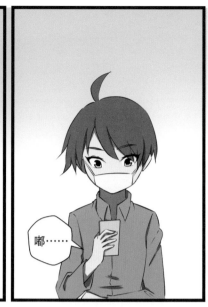

嘟……

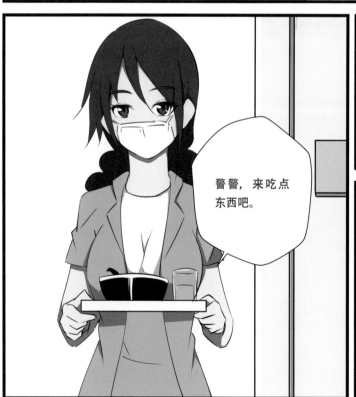

譬譬，来吃点东西吧。

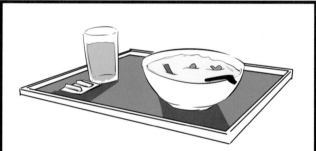

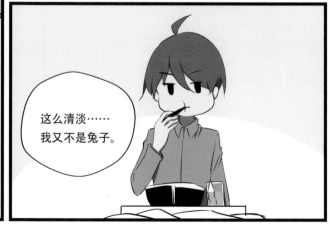

这么清淡……我又不是兔子。

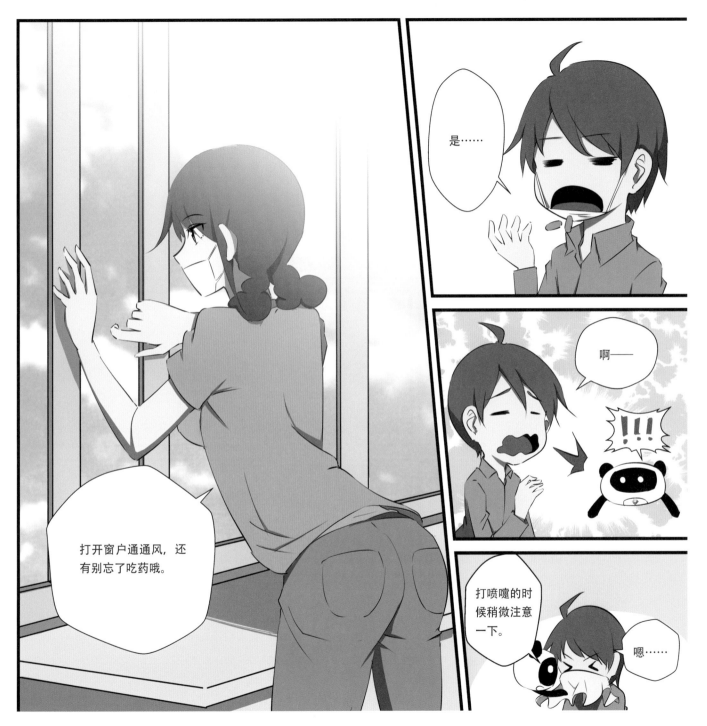

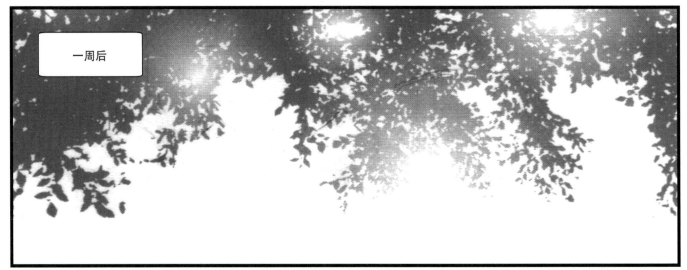

一周后

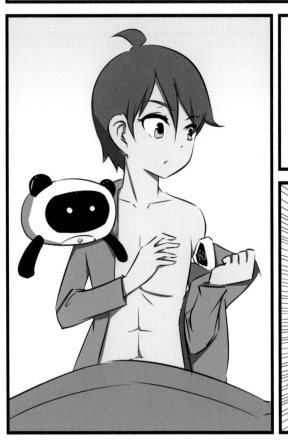

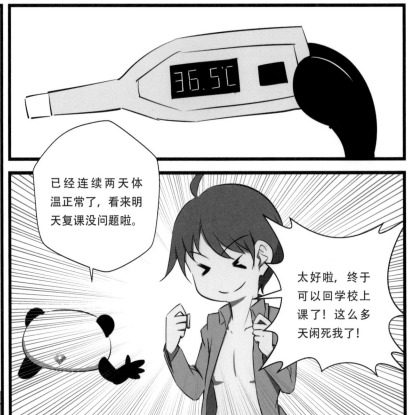

已经连续两天体温正常了，看来明天复课没问题啦。

太好啦，终于可以回学校上课了！这么多天闲死我了！

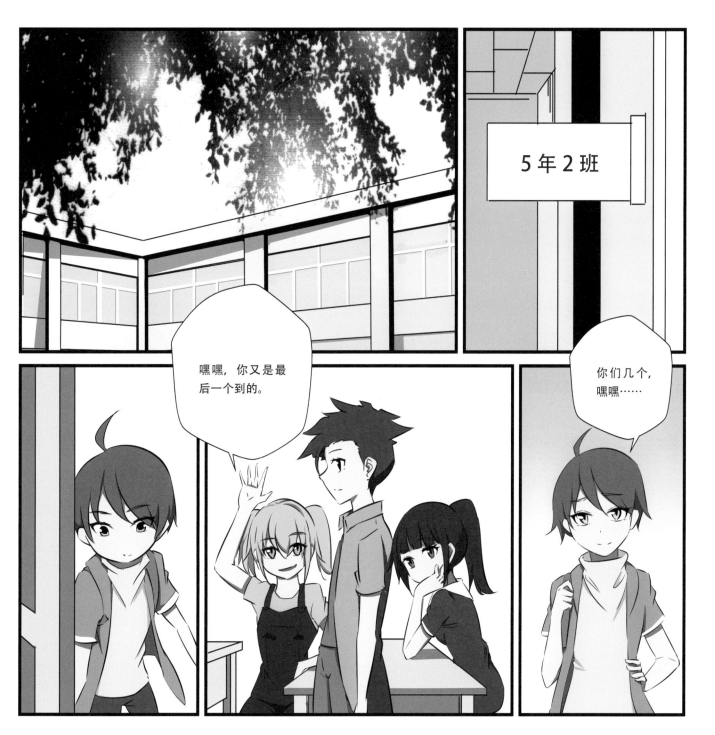